U0320404

诗情画意品中医

主编 田 露

编委 张玉萱

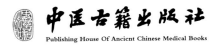

中医古籍出版社

Publishing House Of Ancient Chinese Medical Books

前 言

　　中医药学凝聚着深邃的哲学智慧和中华民族几千年的健康养生理念及其实践经验，是中国古代科学的瑰宝，也是打开中华文明宝库的钥匙。

　　青少年是中医文化继承和传播的未来和希望。用喜闻乐见的形式将中医文化传递给孩子们，让他们尽早接触中医、认可中医、喜爱中医，中医文化的传承才有根基。

　　本套书的作者来自天津中医药大学和中国中医科学院，他们既是中医从业者，又是年轻的父母。讲好中医故事是中医人的使命，给自己的孩子讲中医又多了一份亲情和责任。作者们从自身专业出发，又从为人父母的视角，用心在给自己的孩子们写好中医故事，讲好中医故事。应该说这不仅仅是一部中医故事读本，更是当代中医人对下一代的期望和爱……

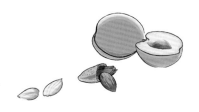

目 录

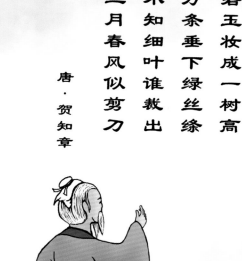

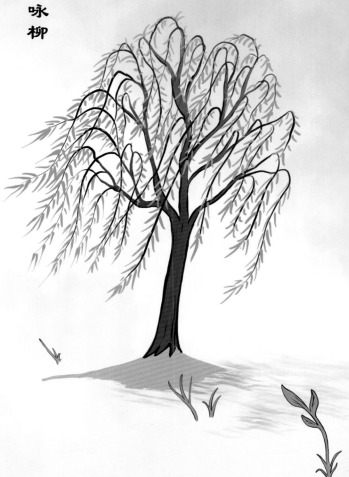

咏柳

碧玉妆成一树高
万条垂下绿丝绦
不知细叶谁裁出
二月春风似剪刀

唐·贺知章

"二月春风似剪刀"
——万物生长始于春

译 文

高高的柳树长满了翠绿的新叶，轻柔的柳枝垂下来，就像万条轻轻飘动的绿色丝带。这细细的嫩叶是谁的巧手裁剪出来的呢？原来是那二月里温暖的春风，它就像一把灵巧的剪刀。

作 者

贺知章，字季真，唐代诗人、书法家。

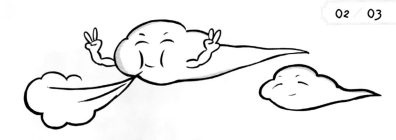

诗词欣赏

　　这首诗语言华美，结构独具匠心，由总到分，井然有序。先描写对柳树的总体印象，像一位经过梳妆打扮的亭亭玉立的少女；再描写垂垂下坠的柳叶，好似少女身上婀娜多姿下坠的绿色的丝织裙带；最后描写柳叶，由"绿丝绦"继续联想，这些细细的柳叶儿是谁剪裁出来的呢？是二月的春风姑娘用她那灵巧的纤纤玉手剪裁出来的。最后两句诗文，将比喻和设问两种修辞方法结合起来，生动形象地刻画出春天的美好和大自然的工巧，烘托出无限的美感。

万物生长始于春

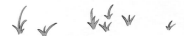

　　春季指农历正、二、三月，包括立春、雨水、惊蛰、春分、清明、谷雨 6 个节气。春归大地，冰雪消融，万物复苏，柳丝吐绿，大自然一片欣欣向荣。

　　中医认为，人体要想健康不病，首先要保持机体和自然界的协调统一。春天生机盎然、欣欣向荣，我们在这个季节无论是衣食住行，还是精神、情绪，都应该保持升发、舒展和饱满的状态。

你听说过"五季"吗？

　　大家都知道一年分为春、夏、秋、冬四个季节，但中医将立秋到秋分这个时间段独立出来，称为长夏（俗称的秋老虎那段时间）。这样一来，一年就被分成春、夏、长夏、秋、冬五个季节了。中医将五季对应人体的五脏。春季对应肝，夏季对应心，长夏对应脾，秋季对应肺，冬季对应肾。中医认为在不同的季节，养护其对应的那一脏，其效果会更加明显；相反，如果我们在某一季节不注意养生，那么就最容易损伤相对应的那一脏。

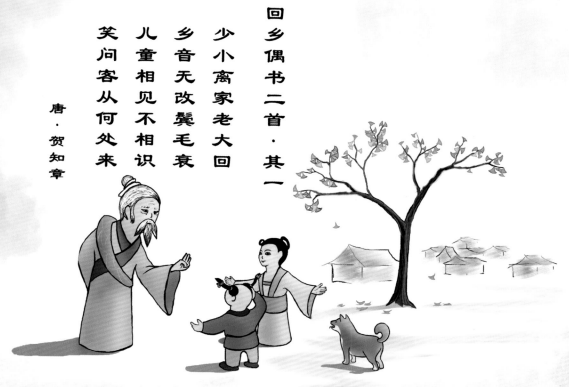

回乡偶书二首·其一

少小离家老大回
乡音无改鬓毛衰
儿童相见不相识
笑问客从何处来

唐·贺知章

"乡音无改鬓毛衰"
——人为何生白发？

译 文

　　我在年少时离开家乡，到了迟暮之年才回来。我的乡音虽未改变，但鬓角的毛发却已经疏落。儿童们看见我，没有一个认识的。他们笑着询问：这客人是从哪里来的呀？

作 者

　　贺知章，字季真，唐代诗人、书法家。

诗词赏析

　　这是一首久客异乡、缅怀故里的抒情诗。诗人在风华正茂时离开了家园，回家时已经两鬓苍苍，家乡的儿童把他当成外来客，调皮地问他从哪里来？面对着熟悉而又陌生的环境，怎能不伤怀呢？时光易逝，世事沧桑，弹指间的感慨在朴素无华的语言中自然地抒发出来。

人老了，头发为何会变白？

人一般 35 岁左右就开始出现白头发。中医认为头发与肾关系密切。随着年龄的增长，人体的肾精逐渐减少，不能为头发提供充足的营养物质，头发就会出现分叉、脱落、易折损、变白等变化，这属于人体正常的生理变化。

有些人年纪不大头发就白了，医学上称少年白发，俗称"少白头"。少白头是一种病理变化，与人的体质、饮食、精神压力等因素有关。

头发里藏着的秘密

头发的色素颗粒中含有铜和铁的混合物，当含镍量增多时，头发就会变成灰白色；金黄色的头发中含有钛；赤褐色的头发中含有钼；棕红色的头发中除含有铜外，还含有钛。由此可见，微量元素与头发的颜色有密切关系。为了防止少白头的出现，在饮食上应注意多摄入含铁和铜的食物。含铁多的食物有动物肝脏、蛋类、黑木耳、海带等；含铜多的食物有动物肝脏和肾脏、虾蟹类、坚果类等。此外，还应增加 B 族维生素的摄入，多食谷类、豆类、奶类、蛋类和绿叶蔬菜等。中医主张多吃养血补肾的食品以乌发润发，如黑芝麻、枸杞子、何首乌等。

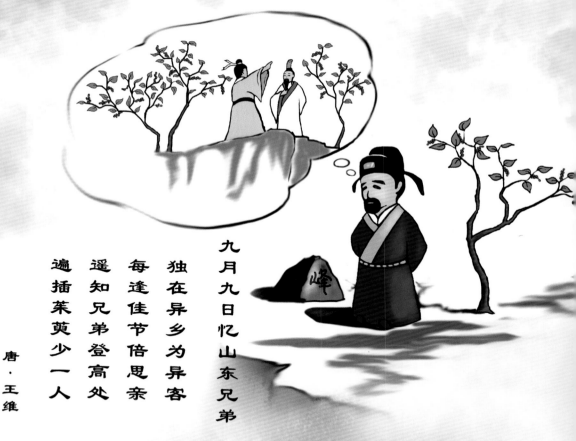

九月九日忆山东兄弟

独在异乡为异客
每逢佳节倍思亲
遥知兄弟登高处
遍插茱萸少一人

唐·王维

"遍插茱萸少一人"
——重阳节与茱萸的故事

译 文

我独自流落他乡，每到佳节就更加思念亲人。遥想今日重阳节，故乡的亲友兄弟又在登高，每个人身上都插满了茱萸，单单缺少了我一人。

作 者

王维，字摩诘，号摩诘居士，唐朝著名诗人、画家。

诗词赏析

这首诗是王维十七岁时的作品。当时他正独自一人漂泊在异乡谋取功名，每逢重阳节这样热闹的节日，生活在异乡的他倍感孤独

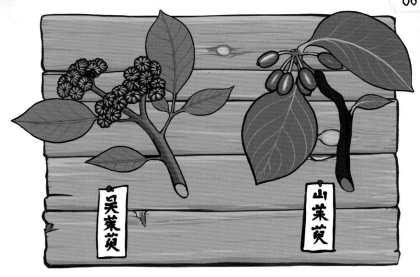

和凄凉。千百年来，这首诗仍是游子表达漂泊异乡思念亲人的首选之作。

为什么重阳节要佩戴吴茱萸？

重阳节，又称重九节、晒秋节、"踏秋"，为每年的农历九月初九日，是我国的传统节日。庆祝重阳节一般包括出游赏秋、登高远眺、观赏菊花、佩戴茱萸、吃重阳糕、饮菊花酒等活动。

茱萸是一味中药，具有一种浓烈的香气，味道辣辣的、苦苦的。别看它的味道不太好，但可以治疗好多由于寒凉导致的疾病。

古时人们认为在重阳节插戴吴茱萸可以避免灾祸。

吴茱萸的传说

春秋战国时期，吴茱萸原生长在吴国，称为吴萸。有一年，吴国将吴萸作为贡品进献给楚国，楚王见了大为不悦，将使者赶了出去。幸亏楚国有位精通医道的朱大夫追去留下了吴萸，并种在自家的院子里。一日，楚王受寒而旧病复发，胃疼难忍，诸药无效。此时，朱大夫将吴萸煎汤治好了楚王的病。楚王得知此事后，立即派人前往吴国道歉，并号召楚国广为种植吴萸。为了让人们永远记住朱大夫的功劳，楚王把吴萸更名为吴茱萸。

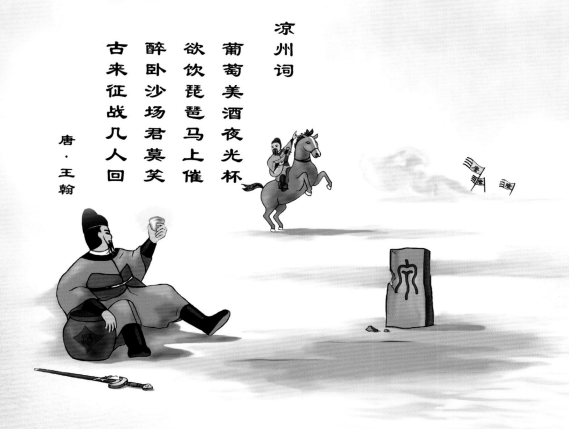

凉州词

葡萄美酒夜光杯

欲饮琵琶马上催

醉卧沙场君莫笑

古来征战几人回

唐·王翰

"葡萄美酒夜光杯"
——酒的妙用

译 文

　　美酒倒满了华贵的酒杯，我正要畅饮的时候，马上琵琶声不停地响起，仿佛在催促我一样。如果我在沙场上醉倒了请你不要笑，从古至今，前往战场的人中有几人能平安归来呢？

作 者

　　王翰，字子羽，唐代边塞诗人。

诗词赏析

"凉州词"是凉州歌的唱词，不是诗题，是盛唐时流行的一种曲调名。这首七言绝句描写了艰苦荒凉边塞的一次盛宴，描摹了征人们开怀痛饮、尽情酣醉的场面。边地荒寒艰苦的环境，紧张动荡的征戍生活，使得边塞将士很难得到一次欢聚的酒宴。将士们开怀痛饮、一醉方休，这首诗正是这种生活和感情的写照。

酒文化

我国是酒的故乡，也是酒文化的发源地。中国制酒历史源远流长，酒的品种繁多。酒是以粮食为原料经发酵酿造而成的一种饮品，食用酒包括白酒、啤酒、葡萄酒、黄酒、米酒、药酒等。酒渗透于整个中华五千年的文明史中，从文学艺术创作、文化娱乐到饮食烹饪、养生保健等各方面，在中国人生活中都占有重要的位置。该篇作品中谈到的"葡萄美酒"，应该是指葡萄酒，是以葡萄为原料酿造的一种果酒，其酒精度高于啤酒而低于白酒。

酒的故事

《神农本草经》中明确记载用酒制药材以治病。酒最早用作麻醉剂，华佗用的"麻沸散"，即用酒冲服。在现代外科医学中，酒也占有重要地位，如碘酒、医用酒精等。适量饮酒对健康长寿有益，可以促进血液循环，通经活络，祛风湿。中医方剂中常用酒作为辅料来炮制药物，生活中也常见各类保健药酒等。

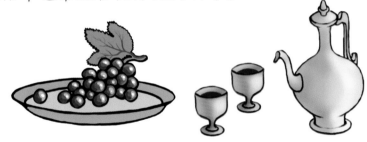

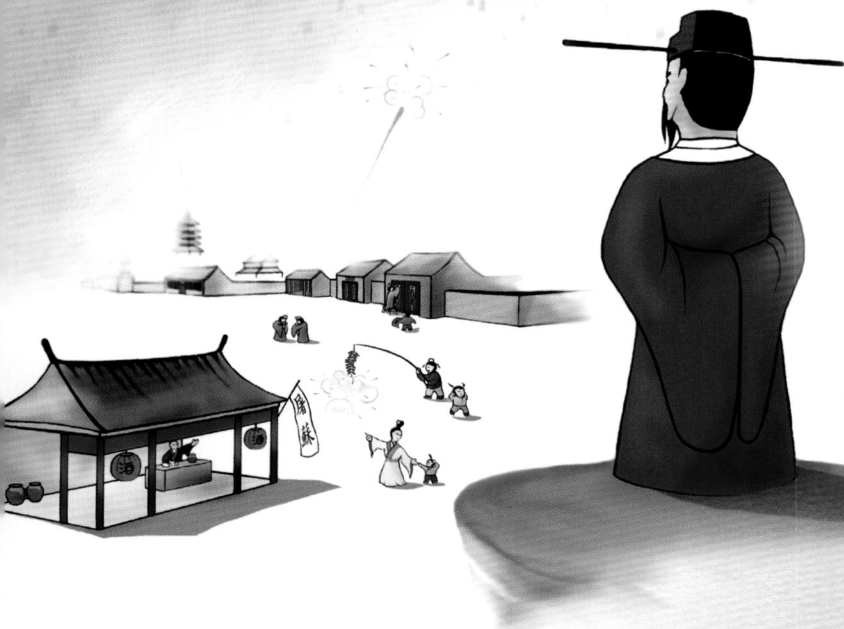

元日

爆竹声中一岁除
春风送暖入屠苏
千门万户曈曈日
总把新桃换旧符

北宋·王安石

"春风送暖入屠苏"
——屠苏药酒送健康

译　文

在阵阵轰鸣的爆竹声中，旧的一年已过去；和暖的春风吹来了新年，人们欢乐地畅饮着新酿的屠苏酒。初升的太阳照耀着千家万户，他们都忙着把旧的桃符取下，换上新的桃符。

作　者

王安石，字介甫，号半山，北宋著名思想家、政治家、文学家、改革家。

诗词赏析

这首诗描写新年元日热闹、欢乐和万象更新的动人景象，抒发了作者革新政治的思想感情。"爆竹声中一岁除"，紧扣题目，渲染春节热闹欢乐的气氛。人们迎着和煦的春风，开怀畅饮屠苏酒。日出时光辉灿烂，普照千家万户，象征无限光明美好的前景。"桃符"是一种绘有神像、挂在门上避邪的桃木板。每年春节取下旧桃符，换上新桃符，是当时的民间习俗，寓含除旧布新之意。全诗通过春节新气象的描写，抒写自己执政变法、除旧布新、强国富民的抱负和乐观自信的情绪。

屠苏做酒典故

屠苏酒是中国古代春节时饮用的酒品，故又名岁酒。屠苏是古时候的一种房屋，因为是在这种房子里酿的酒，所以称之为屠苏酒。相传屠苏酒是汉末名医华佗创制，由多种中药入酒中浸制而成。后由唐代名医孙思邈流传开来。孙思邈每年腊月，总要分送给众邻乡亲一包药，告诉大家以药泡酒，除夕进饮，可以预防瘟疫。他还将自己的屋子起名"屠苏屋"。后经过历代相传，饮屠苏酒便成为过年的风俗。古时饮屠苏酒，方法很别致。一般人饮酒，总是从年长者饮起；但是饮屠苏酒却正好相反，是从最年少的饮起。合家欢聚喝饮屠苏酒时，先从年少的小儿开始，年纪较长的在后。

探秘屠苏酒

屠苏酒所用药物及制法在《本草纲目》等多部医药典籍均有记载，内容大同小异。药物包括大黄、白术、桂枝、防风、花椒、乌头、附子等。这些药物除了大黄，其余药物多具有热性，所以屠苏酒具有祛风散寒的功效，适合在寒冷的季节服用。大黄是寒性药，吃了它我们会拉肚子，为什么热性的屠苏酒中会有大黄呢？古人在配制屠苏酒时加入大黄是为了帮助人们排出体内各种废物和垃圾，保持身体健康。

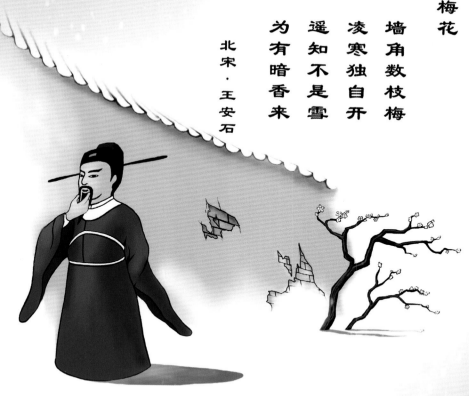

梅花

墙角数枝梅

凌寒独自开

遥知不是雪

为有暗香来

北宋·王安石

"墙角数枝梅"
——梅花的药用价值

译 文

墙角那几枝梅花，正冒着严寒独自开放。为什么远远地看去，就知道洁白的梅花不是雪呢？因为闻到梅花隐隐传来阵阵的香气。

作 者

王安石，字介甫，号半山，北宋著名思想家、政治家、文学家、改革家。

诗词赏析

诗词首二句写墙角梅花不惧严寒，傲然独放，暗指诗人在恶劣的环境中，依旧坚持自己的主张，坚持自我的信念；末二句写梅花洁白鲜艳，香气远布，赞颂了梅花的风度和品格，这正是诗人幽冷倔强性格的写照。诗人通过对梅花不畏严寒的高洁品性的赞赏，用雪喻梅的冰清玉洁，又以"暗香"以梅拟人，凌寒独开，点出梅胜于雪，说明坚强高洁的人格所具有的伟大魅力。

作者在北宋极端复杂和艰难的局势下，积极改革而得不到支持，其孤独心态和艰难处境，与梅花自然有共通的地方。这首小诗语句虽朴素自然，但诗意曲折含蓄，意味深远，耐人寻味。

亦花亦药的梅花

梅花是中国十大名花之首，与兰花、竹子、菊花一起列为"四君子"，与松、竹并称为"岁寒三友"。梅花，别名绿萼梅、白梅花，它气味清香，味道酸涩，中医认为其具有疏肝理气、和胃止痛的作用，如果遇到胸闷气短、食欲不振、胃腹胀气等症状，我们可以用梅花来缓解症状。

梅花茶的制作

方法1：

[主料] 梅花 4 克，青茶 5 克。

[制作] 将上二味用沸水冲泡 5 分钟。

[用法] 少量多次分服。

方法2：

[主料] 梅花 4 克，绿茶 4 克，冰糖少许。

[制作] 将上三味用沸水冲泡 5 分钟。

[用法] 少量多次分服。

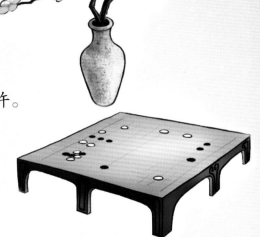

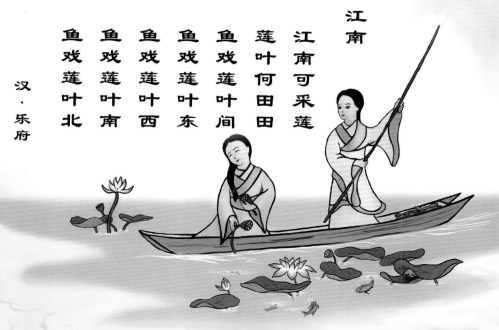

江南

江南可采莲
莲叶何田田
鱼戏莲叶间
鱼戏莲叶东
鱼戏莲叶西
鱼戏莲叶南
鱼戏莲叶北

汉·乐府

"江南可采莲"
——莲全身都是宝

译 文

江南又到了可以采莲的季节了，莲叶浮出了水面，头挨着头，随着风舞动着腰肢。在茂密的荷叶下面，一条条小鱼嬉戏其间。一会儿在这，一会儿又游到了那儿，说不清是在莲叶的东边还是西边，南边还是北边。

诗词赏析

这首诗主要描写江南的采莲风光，表现出采莲人欢快的心情，后四句生动形象地将一幅鱼儿嬉戏于池塘间的图画展现在我们眼前。古代诗词中描写莲花题材的还有很多，如宋代周敦颐的《爱莲说》"予独爱莲之出淤泥而不染，濯清涟而不妖"，表达荷花虽长在淤泥里却仍能生得洁白无瑕，丝毫不受环境的污染。后用来形容人的品格高尚，不受外界影响而保持自身清白。

莲全身都是宝

莲全身皆宝，在《本草纲目》等许多中医名著中都有记载。藕和莲子能食用，莲子、根茎、藕节、荷叶、花及种子的胚芽等都可入药。荷花、荷叶、莲子心能清热解暑，可以用来降血压、降血脂和减肥。莲子养心、益肾、补脾。既可做成莲子汤、八宝粥等食品，又可炖鸡、炖鸭、制作美味佳肴。莲藕清热凉血，散瘀止血。既可生食、炒食、蒸食，又可加工制成藕粉。

营养药膳莲子粥

莲子粥是一道常见药膳，主要原料为粳米和莲子，具有健脾补肾的功效，用于缓解食欲不振、乏力、尿频、健忘、心悸等症。

粳米能提高人体免疫功能，促进血液循环；能预防糖尿病、脚气病、老年斑和便秘等疾病；粳米米糠层的粗纤维分子，对胃病、便秘等疗效很好。

莲子为补养元气之珍品，药用时去皮、心，具有补脾、益肺、养心、安神、益肾等作用。莲子还含有丰富的蛋白质、烟酸、钾、钙、镁等成分，具有防癌抗癌、降血压、强心安神等功效。

莲子粥的制作

[主料] 粳米 80 克，莲子 15 克。

[制作] 1.将嫩莲子发涨后，剥去表层，抽去莲心，冲洗干净后放入锅内，加清水在火上煮烂熟，备用。2.将粳米淘干净，放入锅中，加清水煮成薄粥，粥熟后掺入莲子，搅匀。

[用法] 温服适量。

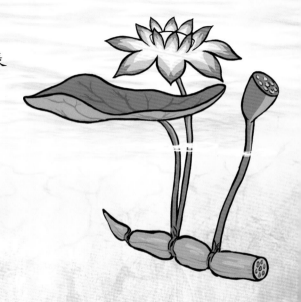

饮酒

魏晋·陶渊明

结庐在人境
而无车马喧
问君何能尔
心远地自偏
采菊东篱下
悠然见南山
山气日夕佳
飞鸟相与还
此中有真意
欲辨已忘言

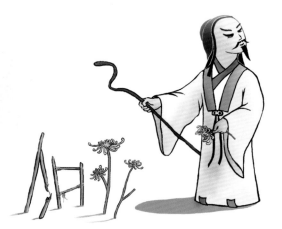

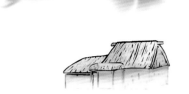

"采菊东篱下"

——菊花茶，香四溢

译 文

　　我家建在众人聚居繁华之地，可心里从没有车马喧闹。要问我怎能如此超凡洒脱，心灵避离尘俗使然。东墙下采菊心情徜徉，抬头见南山胜景绝妙。暮色中彩雾萦绕升腾，鸟儿飞翔在远山的怀抱。这里有人生的真义，我该怎样表达其中的奥秘？

作 者

　　陶渊明，字元亮，伟大的诗人、辞赋家。

诗歌鉴赏

　　《饮酒》并不是酒后所写，而是借酒表达作者对现实的不满和对田园生活的喜爱，体现了陶渊明超凡脱俗的人生哲学，以及自然恬淡、朴素率真的写作特点。《饮酒》一组十二首诗，这是第五首，通过描写陶渊明归隐田园后过着悠然自得的生活，表现了诗人鄙弃官场、不与统治者同流合污的思想感情。同时，通过描写南山的美好晚景和诗人从中获得的无限乐趣，表现了诗人热爱田园生活的真情和高洁人格。

菊花文化

菊花是中国十大名花之一，与梅、兰、竹并称花中"四君子"，也是世界四大切花（菊花、月季、康乃馨、唐菖蒲）之一，产量居首。

中国的文人墨客对菊花更是另眼相看，认为菊花艳在深秋，傲霜怒放，具有不畏强暴、傲然不屈的高尚品格。同时，它开在百花凋零之后，不与群芳争艳，又显示出了恬淡自处、淡泊清华、自强不息、不趋炎附势、不媚权贵的高风亮节。菊花花语中含有"怀念"的意思，菊花常见的有黄色和白色两种，菊花可以用来表达对已故之人的怀念，所以清明时节献上菊花。

中药菊花学问大

菊花"服之者长寿，食之者通神""久服利血气，轻身、耐老、延年"，被誉为"长寿花""延龄客"。相传慈禧太后对菊花十分喜爱。

中医认为菊花是一味寒性药物，具有清肝明目、清热解毒的功效。现代研究认为，菊花具有抗菌、抗病毒、解热、抗衰老等作用。因此，我们平时可以饮用菊花茶或用菊花水清洗眼睛，来缓解眼部疲劳、干涩，提高视力。秋季最适宜饮用菊花茶。菊花还用来治疗头痛、眩晕等疾病。用菊花泡茶，不宜长期连续饮用，一般3~5天即可。久服菊花茶容易引起胃部不适。

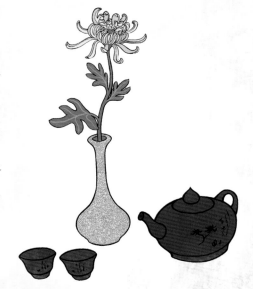

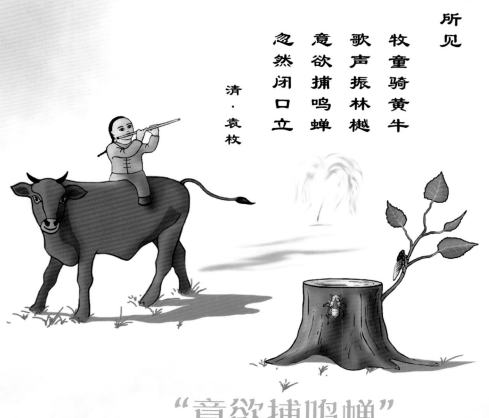

所见

牧童骑黄牛
歌声振林樾
意欲捕鸣蝉
忽然闭口立

清·袁枚

"意欲捕鸣蝉"
——蝉与蝉蜕

译 文

　　野外林荫道上，一位小牧童骑在黄牛背上缓缓而来。他一路行一路唱，唱得好脆好响，整个树木全给他惊动了。忽然，歌声停下来，小牧童脊背挺直，嘴巴紧闭，两眼凝望着高高的树梢。"知了，知了……"树上，一只蝉儿也在扯开嗓门，自鸣得意地唱呢。正是它把小牧童吸引住了，他突然想要捉几只知了，就跳下来，闭口站立在树旁，以做准备。

作 者

　　袁枚，字子才，号简斋，晚年自号仓山居士、随园主人、随园老人。清代诗人、散文家、文学评论家。

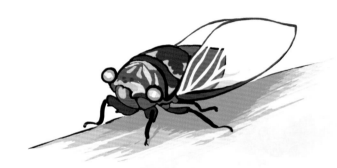

诗词赏析

这首诗描写的是诗人在园林中看到牧童跳下牛背准备捉知了的一个场景，诗中生动形象地描绘出牧童的天真活泼以及自己怡然自得的心境！诗人先写小牧童的动态，那高坐牛背、大声唱歌的派头，何等散漫、放肆；后写小牧童的静态，那屏住呼吸、眼望鸣蝉的神情，又是多么专注啊！这从动到静的变化，写得既突然又自然，把小牧童天真烂漫的形象刻画得活灵活现。至于下一步的动静，小牧童怎样捕蝉，捕到没有，留给读者去体会、去遐想、去思考。

蝉与蝉蜕

蝉是人们俗称的"知了"。蝉蜕是蝉幼虫变成成虫时脱下的外壳。这看似不起眼的小东西却具有很好的药用价值，是一味常用的中药材。现代药理研究表明蝉蜕有很好的抗惊厥、镇静作用。中医用它治疗小儿高热惊厥，还用于治疗声音嘶哑、咳嗽、咽炎、哮喘等呼吸系统疾病以及风疹、荨麻疹、皮肤瘙痒等皮肤类疾病。

非凡的蝉

蝉除了广泛用于医药之外，在文化上尚有非凡的象征。苏轼就有"但愿人长久，千里共婵娟"的千古名句，来借蝉喻人。古人赞美它："蝉，蜕于浊秽，以浮游尘埃之外，不获世之污垢。"故蝉是纯洁、通灵的象征。玉蝉，作为表达人们美好愿望的器物，也在中国文化史上有着一席之地。古人生以之为佩，死以之为含，以蝉的羽化来表达人们希望能重生的美好愿望。

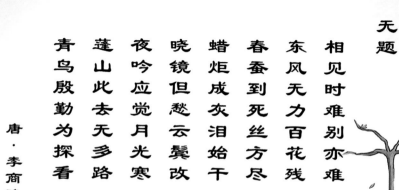

无题

相见时难别亦难
东风无力百花残
春蚕到死丝方尽
蜡炬成灰泪始干
晓镜但愁云鬓改
夜吟应觉月光寒
蓬山此去无多路
青鸟殷勤为探看

唐·李商隐

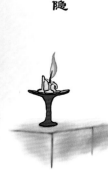
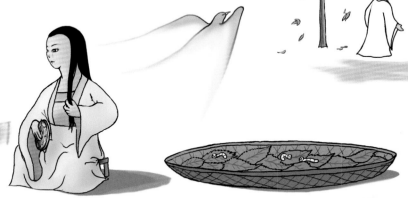

"春蚕到死丝方尽"
——蚕宝宝的药用价值

译　文

难得相见而分别更难，暮春时节东风渐尽，百花凋零。春蚕结茧到死时丝才吐完，蜡烛要燃尽成灰时像泪一样的蜡油才能滴干。女子早晨对镜梳妆，担心乌黑的头发变白，青春不在。男子夜晚长吟不眠，必然也感到冷月侵人。对方住在蓬山这样无路可通之处，只能拜托青鸟，常代替我前去看望。

作　者

李商隐，字义山，号玉溪（谿）生、樊南生，唐代著名诗人。

诗词赏析

一、二句是主人公极度相思而发出的深沉感叹，在聚散两依依中突出别离的苦痛；三、四句借助"春蚕"与"蜡烛"使难以言说的复杂感情具体化；五、六句由内转外，通过描写生活中的场景，想象出对方的相思之苦。最后一句借助"蓬山"与"青鸟"这两个神话传说，点明主人公爱情的前途渺茫，但"探看"一词又写出了自己仍于绝望中存有希望。

蚕宝宝全身都是宝

蚕宝宝全身都是宝，我们认识一下关于蚕宝宝的两味中药吧！

1. 僵蚕，又名天虫，是家蚕的幼虫，在未吐丝前感染一种丝状菌，发生白僵病而致死的干燥体。属于中药中的祛风药。中医认为风具有"善行数变"的特点，体内有风的病人可能出现抽搐、口眼歪斜、惊风、夜啼、皮肤瘙痒等病证。这时候就可以发挥蚕宝宝的威力了！但是僵蚕有一定的毒性，小朋友们千万不要随便尝试哦！

2. 蚕沙，又名蚕矢，是家蚕的干燥粪便。蚕沙能祛风湿、止痛。古人将蚕沙炒热后装入袋中，趁热敷患处，可治关节疼痛、半身不遂。民间用蚕沙作枕芯的填充物，有清肝明目的神奇作用。

餐桌上的美味食材——蚕蛹

蚕蛹，是高蛋白的营养品。蚕吐丝结茧后经过 4 天左右，就会变成蛹。蚕蛹的体形像一个纺锤，头部很小，长有复眼和触角；胸部长有胸足和翅；腹部鼓鼓的。蚕刚化蛹时，体色是淡黄色的，蛹体嫩软，渐渐地就会变成黄色、黄褐色或褐色，蛹皮也硬起来了。蚕蛹含有丰富的蛋白质和多种氨基酸，是体弱、病后、老人及妇女产后的高级营养补品。

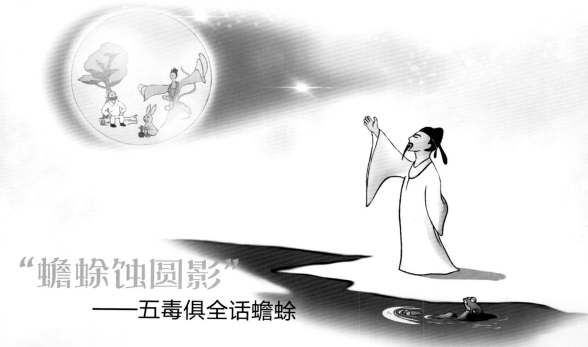

古朗月行

唐·李白

小时不识月
呼作白玉盘
又疑瑶台镜
飞在青云端
仙人垂两足
桂树何团团
白兔捣药成
问言与谁餐
蟾蜍蚀圆影
大明夜已残
羿昔落九乌
天人清且安
阴精此沦惑
去去不足观
忧来其如何
凄怆摧心肝

"蟾蜍蚀圆影"
——五毒俱全话蟾蜍

译 文

　　小的时候不认识月亮，把它叫作白玉盘。怀疑它是瑶台仙镜，飞在青云之端。仙人是垂着双脚的？桂树为什么长得这样圆？白兔捣成的仙药，又是给谁食用的呢？蟾蜍啃食圆月残缺不全，皎洁的月光都变得晦暗。后羿射落了九个太阳，天上人间清明平安。月亮沦没变得迷惑不清，没有值得看的想要走开。心怀忧虑又怎么忍心远去，凄凉悲怆让我肝肠寸断。

作 者

　　李白，字太白，号青莲居士，唐代伟大的浪漫主义诗人，被后人誉为"诗仙"。

诗歌鉴赏

这首诗歌创作于天宝末年安史之乱前。唐玄宗已进入晚年，沉湎酒色，专宠杨贵妃，奸臣当道，朝政极其黑暗，国家乌烟瘴气。"蟾蜍蚀圆影，大明夜已残"就是指这种昏暗的政治局面。以蟾蜍蚀月影比喻奸臣当道，暗无天日，十分深婉曲折，同时体现了李白飘逸洒脱的创作风格。

何为蟾蜍？

蟾蜍俗称癞蛤蟆，为蟾蜍科两栖类动物。与青蛙王子不同，蟾蜍皮肤粗糙、长相丑陋，向来被人们厌恶，民间就流传着"癞蛤蟆想吃天鹅肉"这样的俗语，比喻没有自知之明，想要谋取不可能得到的东西。蟾蜍和蜈蚣、蛇、蝎、蜥蜴共属"五毒"。亦毒亦药的蟾蜍可以让人在服用不到一小时就口麻中毒而死，也可以治疗疮肿痛疽、疼痛等疾病。六神丸、牙痛一粒丸等中成药中都可以见到蟾蜍的身影，是不是很神奇呢？

传统文化中的蟾蜍趣闻

蟾蜍其号不雅，其貌不扬，但生命力极强，可承相当于身体十倍、二十倍的重压，且具有冬眠的习性。这实在令古代的先民倾慕不已，由此生出崇拜之心。古人认为金蟾是吉祥之物，可以招财致富。

端午与蟾蜍缘分颇深。清代宫中端午节的大戏《阐道除邪》就收有张天师制服蛤蟆精的故事。故事中的蛤蟆精就是蟾蜍。民间仍有端午取蟾酥的习俗。人说蟾蜍本是月宫之物，月宫别名"蟾宫"。科举时也称登科为蟾宫折桂。

蟾蜍是农作物害虫的天敌，它一夜吃掉的害虫要比青蛙多好几倍呢！

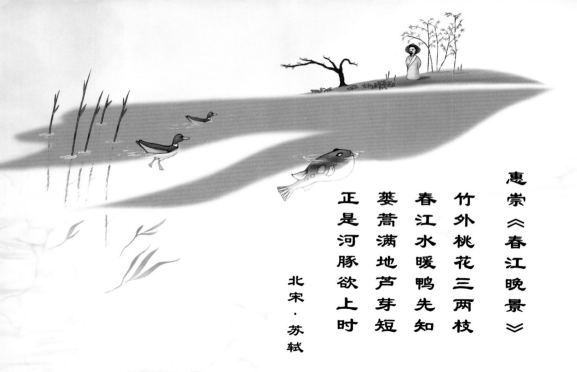

惠崇《春江晚景》

竹外桃花三两枝
春江水暖鸭先知
蒌蒿满地芦芽短
正是河豚欲上时

北宋·苏轼

"蒌蒿满地芦芽短"
——芦芽是芦笋吗？

译 文

竹林外三两枝桃花在绽放，水中浮游嬉戏的鸭子最先察觉了江水的回暖。蒌蒿已长满了河滩，芦苇也开始抽芽。此时河豚正要逆流而上，从大海回游到江河里来了。

作 者

苏轼，字子瞻，号东坡居士，世称苏东坡、苏仙。北宋文学家、书法家、画家。

诗歌鉴赏

题中惠崇是北宋一位能诗善画的僧人，《春江晚景图》便是他的作品。这首诗作于元丰八年（1085），是苏轼为《春江晚景图》所作的题画诗。诗还在，画已佚，但是我们从诗中可以想象画中的美丽景色。诗人先从身边景色写起，色彩鲜明，向人们报告春的信息。接着，诗人的视线由江边转到江中。最后，诗人由江中写到江岸，更细致地观察描写初春景象，这一切无不显示了春天的活力，惹人怜爱。诗人进而联想到，这正是河豚肥美上市的时节，引人更广阔地遐想。全诗洋溢着一股浓厚而清新的生活气息。整首诗不是泛泛地吟咏景物，而是诗人通过细致的观察，贴切地实写出这两种植物的情态，这一切无不显示了春天的活力，惹人喜爱。

何为芦芽？

　　芦芽是芦苇的嫩苗。生活在水边的小朋友们一定都对芦苇非常熟悉，芦苇是一种极易生长的植物，只要有水的地方，就会看到芦苇的身影。《小兵张嘎》的故事也是从那片美丽的芦苇荡开始的。

　　芦芽剥掉外面的笋衣，里面是一把长的嫩茎，呈竹节状，可以食用，炒着吃气味清香，且味道鲜美。芦苇都是野生的，芦芽是纯天然食品。新鲜的芦芽只有春天才有，芦芽的采摘期只有十天左右，又采摘不易，所以市场上很少能见到。芦芽炒鸡蛋，只需要放点盐，调出食材的本来味道，不需要其他调料，味道鲜得不得了。

芦芽就是芦笋吗？

　　芦苇属于禾本科，食用价值不高。在春天会长出小小的、尖尖的芽，到了秋天则会形成一大片芦苇荡。芦芽不是芦笋，只是芦苇的幼苗。芦笋属于百合科，是营养价值很高的蔬菜。芦笋是需要种植的植物，芦笋幼茎出土见到阳光后就成为绿色，叫作绿芦笋，主要用来直接食用，而培土软化后的是白芦笋，主要用来做罐头。

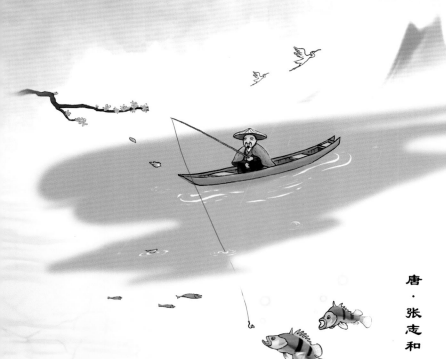

渔歌子

西塞山前白鹭飞
桃花流水鳜鱼肥
青箬笠，绿蓑衣
斜风细雨不须归

唐·张志和

"桃花流水鳜鱼肥"
——舌尖上的鳜鱼

译　文

　　西塞山前白鹭在自由地翱翔，江水中，肥美的鳜鱼欢快地游着，漂浮在水中的桃花是那样的鲜艳而饱满。江岸一位老翁戴着青色的箬笠，披着绿色的蓑衣，冒着斜风细雨，悠然自得地垂钓。他被美丽的春景迷住了，连下了雨都不回家。

作　者

　　张志和，字子同，号玄真子。唐代著名诗人。

诗歌赏析

　　这首诗描绘了春汛到来之时渔夫捕鱼的生活场景。白鹭在西塞山前展翅飞翔；桃花盛开，天气暖和，几场春雨过后，河水上涨，逆水而上的鱼群多起来了，江南特有的鳜鱼不时跃出水面。春汛来了，渔夫当然不会闲着，他们头戴斗笠，身披蓑衣，开始捕鱼。

诗人用苍岩、白鹭、鲜艳的桃林、清澈的流水、黄褐色的鳜鱼、青色的斗笠、绿色的蓑衣为我们勾勒出一幅色彩鲜明的春汛水乡图。

舌尖上的鳜鱼

鳜鱼，肉食性，无鳞鱼类，属于分类学中的脂科鱼类。鳜鱼背部隆起，身体较厚，尖头，鱼体色为较鲜艳的黄色，有许多不规则的黑色斑纹，它利用身上的花纹为保护色。鳜鱼与黄河鲤鱼、松江四鳃鲈鱼、兴凯湖大白鱼齐名，同被誉为中国"四大淡水名鱼"。

明代医学家李时珍将鳜鱼誉为"水豚"，意指其味鲜美如河豚。另有人将其比成天上的龙肉，说明鳜鱼的风味的确不凡。中医认为，鳜鱼味甘，性平，无毒，能够补脾胃，强健体魄。现代研究表明，鳜鱼含有蛋白质、脂肪、少量维生素、钙、钾、镁、硒等营养元素。

松鼠鳜鱼

松鼠鳜鱼又称"松鼠鱼"，是江苏省苏州市地方传统名菜。鳜鱼被炸好成形后，形如松鼠，上桌时浇上热气腾腾的卤汁，它便吱吱地"叫"起来，因活像一只松鼠而得名。这道菜外脆里嫩、色泽橘黄，酸甜适口。

相传，早在乾隆皇帝下江南时，苏州就有"松鼠鱼"，而这道松鼠鱼最初并非用鳜鱼作为食材，而是用鲤鱼制作，乾隆皇帝品尝过后，赞其美味。由于鳜鱼营养价值丰富，后来这道菜才逐渐发展成用鳜鱼制作的"松鼠鳜鱼"。

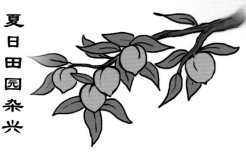

夏日田园杂兴

梅子金黄杏子肥
麦花雪白菜花稀
日长篱落无人过
惟有蜻蜓蛱蝶飞

南宋·范成大

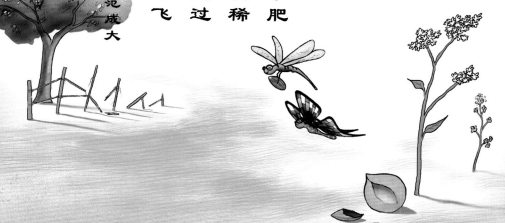

"梅子金黄杏子肥"
——小杏仁的大智慧

译　文

初夏，一颗颗青梅变得金黄，一个个杏子果肉丰满。小麦上的麦花盛开，洁白似雪，反倒是春日里的油菜花显得稀疏。白日渐长，篱笆旁无人行走，只有蜻蜓与蝴蝶相伴而飞。

作　者

范成大，字至能，早年自号此山居士，晚号石湖居士。南宋名臣、文学家、诗人。

诗词赏析

《夏日田园杂兴》共12首，是范成大《四时田园杂兴》的第三部分。

本诗选自《夏日田园杂兴》的第一首，描写了初夏江南的田园风光。诗的前两句用"梅子黄""杏子肥""麦花白""菜花稀"这四种典型的作物，突出了南方夏季农村景物的特点：花果俱茂，色形兼备；第三句从侧面写出了农民劳动的情况；最后一句以"蜻蜓""蝴蝶"来衬托田园的寂静。

巧吃杏仁才健康

杏仁分为甜杏仁和苦杏仁两种，不仅有很高的食用价值，还有很高的药用价值，具有镇咳、平喘、去毒等作用。不同病证该如何选择杏仁呢？怎样吃杏仁才能吃出健康？下面来听杏仁兄弟怎么说。

我是苦杏仁，又叫北杏仁，我是一味很重要的中药，医生常用我来治疗咳嗽气喘、便秘等病证。哦，对了，我还有个秘密要告诉大家：我身上有毒，不能随便吃我，一定要在医生的指导下才能使用，千万不要自己尝试哦！

我叫甜杏仁，又叫南杏仁，我是一种名贵的干果。因为我味道香甜，所以人们常常把我当作零食。其实，我还被人们做成很多不同的形式，比如杏仁饮料（杏仁露）、杏仁饼干等，我还可以用来做菜煲汤呢。虽然我的性质平和，但食用我时也需多加注意：不可生食我，要炒熟或蒸熟或温油炸制才安全。

虽然我多被食用，但我也有一定的治疗作用，只不过不如我的哥哥苦杏仁的本领大。感冒咳嗽的人可以用我做杏仁粥，以防病治病。

杏仁兄弟：虽然我们有许多的药用、食用价值，但一定要正确地选择我们才能发挥作用，不可以大量食用我们两兄弟，尤其是产妇和幼儿，不要吃我们。

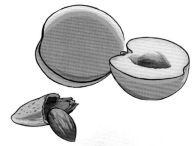

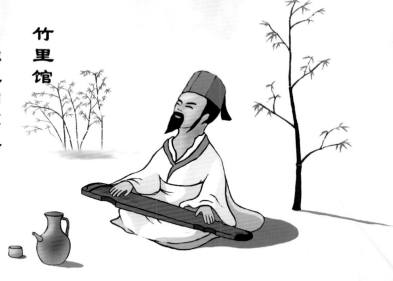

竹里馆

独坐幽篁里
弹琴复长啸
深林人不知
明月来相照

唐·王维

"独坐幽篁里"
——清热化痰的鲜竹沥

译 文

独自闲坐幽静竹林，时而弹琴时而长啸。密林之中何人知晓我在这里？只有一轮明月静静与我相伴。

作 者

王维，字摩诘，号摩诘居士，唐朝著名诗人、画家。

诗词鉴赏

全诗总共四句，描绘了诗人独坐于月下弹琴高歌的悠闲生活，遣词造句朴素清丽，传达了诗人宁静、淡泊的心情，表现了清幽宁静、高雅绝俗的境界。全诗虽只有短短的二十个字，但景情声色俱备、动静皆宜，相映成趣，体现了诗人的生活态度。

胸有成竹的典故

北宋画家文同，字与可。他画的竹子远近闻名，每天总有不少人登门求画。他在自己家的房前屋后种上各种各样的竹子，无论春夏秋冬，阴晴风雨，经常去观察竹子的生长变化情况，琢磨竹枝的长短粗细，叶子的形态、颜色，每当有新的感受就回到书房，铺纸研墨，把心中的印象画在纸上。日积月累，竹子在不同季节、不同天气、不同时辰的形象都深深地印在文同的心中。只要凝神提笔，在画纸前一站，平日观察到的各种形态的竹子立刻浮现在眼前。所以每次画竹，文同都显得非常从容自信，画出的竹子，无不逼真传神。当人们夸奖他的画时，文同总是谦虚地说："我只是把心中琢磨成熟的竹子画下来罢了。"有位青年想学画竹，得知诗人晁补之对文同的画很有研究，前往求教。晁补之写了一首诗送给他，其中有两句："与可画竹，胸中有成竹。"故事比喻做事之前已做好充分准备，对事情的成功已有了十分的把握；又比喻遇事不慌，十分沉着。

竹子的汁液也是中药

大家听说过竹沥这味中药吗？喝过复方鲜竹沥液吗？竹沥，是植物竹子的汁液。取鲜竹竿，截成30~50厘米长段，两端去节，劈开，架起，中间用火烤之，两端即有液汁流出，流出的液体就是竹沥。竹沥多为青黄色或黄棕色的透明液体，具有竹子的香气，味道微甜。中医认为竹沥具有清热化痰的功效，常用于治疗肺热咳嗽、痰多。

此外，竹沥还可以外用。取适量的竹沥当作眼药水点眼，可以起到清热明目的作用，以缓解眼部干涩、干痒。

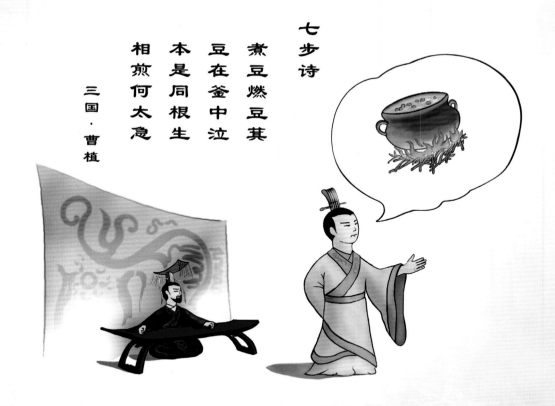

七步诗

煮豆燃豆萁
豆在釜中泣
本是同根生
相煎何太急

三国·曹植

"煮豆燃豆萁"
——药食两用的豆豉

译　文

锅里煮着豆子，却用豆茎做其燃料，不知豆子在锅中难过哭泣。本来豆子和豆茎同属一条根，豆茎又怎能这样急迫地煎熬着豆子呢？

作　者

曹植，字子建，是曹操与武宣卞皇后所生第三子，三国时期著名文学家。

诗词鉴赏

三国时期，魏国曹操去世后，他的长子曹丕继位，而曹丕的弟弟曹植被封为丞相。曹植自小十分聪明，又曾受到曹操的宠信，这引起了曹丕的嫉妒，一直想借机除掉他。一次在众臣的推动下，曹植被设计谋反。曹丕命曹植在七步内作诗一首，且诗的主题必须是兄弟之情，而又不能包含兄弟二字，否则就将其拿下。曹植迈出第一步时，闻到了远处飘来的煮豆豉的香味，灵感顿来，走到第六步作出了这首脍炙人口的诗。

豆豉是什么？

豆豉，古代称为"幽菽"，也叫"嗜"。汉代刘熙《释名·释饮食》誉豆豉为"五味调和，需之而成"。日常生活中，豆豉多用于调味。豆豉的做法大约创制于春秋、战国时期。以黑豆或黄豆为主要原料，利用霉菌的发酵作用，再用加盐、加酒等方法延缓发酵过程而形成。豆豉颜色为黑褐色或黄褐色，鲜美可口，咸淡适中，且具特有豉香气。豆豉中不仅含有丰富的营养物质，其香气还能令人增加食欲，促进吸收。

淡豆豉有微弱的发汗作用，还可以健脾、助消化。在感冒后，我们经常会有不想吃东西的时候，这时候就可以吃一些以豆豉为调料的菜，以增加食欲。

关于豆豉的小故事

唐代文学家王勃在为滕王阁作序，与中药豆豉有一段有趣的故事。洪州都督阎某，在重阳节为重修滕王阁落成而大宴宾客。连日宴请，阎都督疲惫之余又感外邪，只觉得浑身发冷，全身骨关节酸痛不已，咳嗽胸闷喘息，晚上不能睡觉。王勃听说此事后，忆起曾在一老翁处买得的豆豉，据说豆豉对于这种外感表邪的病证有较好的疗效。结果阎都督连服三天，果真见效：邪气得以发散，咳嗽没有了，胸闷也消减了许多，晚上能安然入睡，几天后痊愈。

诗情画意品中医

图书在版编目（CIP）数据

诗情画意品中医 / 田露主编 . —北京 : 中医古籍出版社 , 2018.6
（讲好中医故事 / 阚湘苓，李淳主编）

ISBN 978-7-5152-1690-4

Ⅰ . ①诗… Ⅱ . ①田… Ⅲ . ①中国医药学—基本知识
②古典诗歌—诗集—中国 Ⅳ . ① R2 ② I222

中国版本图书馆 CIP 数据核字（2018）第 050393 号

责任编辑　孙志波

封面设计　宝蕾元

出版发行　中医古籍出版社

社　　址　北京市东城区东直门内南小街 16 号（100700）

电　　话　010-64089446（总编室）　010-64002949（发行部）

网　　址　www.zhongyiguji.com.cn

印　　刷　中青印刷厂

开　　本　787×1092　1/16

印　　张　2.25

字　　数　27 千字

版　　次　2018 年 6 月第 1 版　2018 年 6 月第 1 次印刷

书　　号　ISBN 978-7-5152-1690-4

定　　价　29.80 元

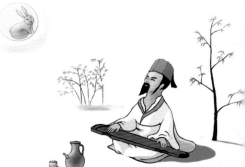